CONSIDÉRATIONS

SUR LA RAGE.

IMPRIMERIE DE LACHEVARDIERE FILS,
Successeur de CELLOT, rue du Colombier, n. 30.

CONSIDÉRATIONS

SUR LA RAGE,

SUIVIES

D'UNE OBSERVATION CLINIQUE,

PAR LE DOCTEUR

FULGENCE FIÉVÉE,

(GIVRY, HAINAULT),

MEMBRE DE PLUSIEURS SOCIÉTÉS SAVANTES,

ANCIEN PROFESSEUR DE MATIÈRE MÉDICALE

ET DE THÉRAPEUTIQUE.

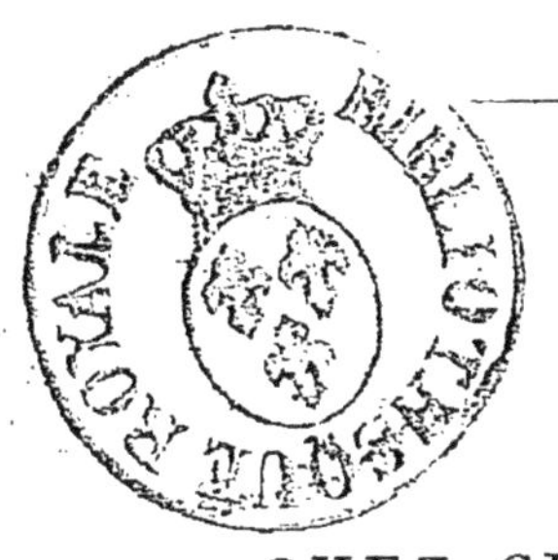

PARIS,

CHEZ CREVOT, LIBRAIRE,

RUE DE L'ÉCOLE DE MÉDECINE, N° 3,

PRÈS CELLE DE LA HARPE.

1824.

CONSIDÉRATIONS
SUR LA RAGE,
SUIVIES
D'UNE OBSERVATION CLINIQUE.

On s'occupe depuis quelque temps, dans plusieurs contrées de l'Europe, de faire des recherches sur la nature de la rage, et sur ses symptômes pathognomoniques. Des essais plus ou moins complets ont été livrés au public. Les journaux ont beaucoup parlé de la découverte faite de pustules lyssiques (1) à côté du

(1) L'adjectif *lyssique*, dérivé de λύσσα, ης, rage, nous semble préférable pour exprimer la nature du virus : nous ne renonçons pas toutefois aux autres dénominations.

frein de la langue, par le docteur Marochetti, et confirmée ensuite par le docteur Magistel, à Saintes. Ainsi nous étions instruits de toutes les circonstances qui avaient accompagné ou suivi cet événement médical, bien long-temps avant l'insertion de la lettre du docteur Koreff au professeur Dupuytren, dans le *Moniteur* du 16 août 1824. Nous ne pensons pas, comme Marochetti, que le virus hydrophobique soit seulement déposé dans les orifices des canaux sécrétoires des deux glandes sous-linguales ; nous croyons, au contraire, et cela nous paraît plus vraisemblable, que les pustules ne sont à la rage que ce que les boutons sont à la variole ; il en est ainsi du vaccin, de la syphilis, etc., etc. Or le fluide contenu dans les pustules est un agent spécial susceptible de se transmettre directement ou mélangé dans la bave qui lui sert de véhicule, et qui est épanché soit par exhalation, soit par rupture de ces mêmes pustules. La bave n'est ici produite que par le mélange de l'air avec la matière muqueuse et la salive, résultat nécessaire d'une inspiration et d'une expiration convulsives.

Il n'entre pas dans notre plan d'examiner le mérite des ouvrages qui ont traité de la rage, mais nous nous permettons de faire une mention honorable des travaux des professeurs Portal, Chaussier, et des docteurs Trolliet et de Saint-Martin, et nous laissons à d'autres l'honneur de mettre au jour un essai de monographie sur la rage ; nous allons exposer seulement le fruit de nos études et de nos recherches sur cette maladie, dont la nature est encore si cachée.

C'est dans un temps où les doctrines et les systèmes sont les plus opposés, que nous publions des considérations sur une maladie qui a donné tant de sujets aux discussions, et tant de motifs de controverses. Bien que nous devions craindre notre insuffisance pour traiter une matière aussi difficile, nous avouons que nous saisissons avec empressement cette occasion de donner une nouvelle preuve de notre confiance dans la médecine éclectique, et de notre répugnance pour les principes exclusifs que deux sectes médicales professent actuellement.

Tout en rendant hommage à ces médecins, dont les travaux font époque, nous ne pouvons nous empêcher de ne voir dans la propagation de leurs principes qu'une atteinte funeste portée à la médecine rationnelle, quoique celle-ci soit infaillible par ses règles philosophiques.

En livrant ces considérations à l'impression, nous n'avons pas eu la témérité d'indiquer la nature intime de cette déplorable maladie, mais bien d'ajouter de nouvelles et nombreuses probabilités à celles qui résultent des faits observés avec plus ou moins d'exactitude.

Si, voulant éclairer un point de doctrine encore enveloppé de ténèbres, nous n'atteignons pas le but que nous nous sommes proposé, nous aurons au moins offert à l'examen des médecins une observation aussi rare qu'intéressante, et quelques nouvelles idées puisées dans la pratique.

Il est du propre de l'esprit humain, et peut-être n'est-ce qu'une nouvelle preuve de sa faiblesse, de rechercher les faits dont les invraisemblances répugnent à tous les principes et à toutes les règles. La redoutable affection dont il est ici question a épuisé, depuis l'origine de la médecine, toutes les subtilités de la théorie ; à des erreurs on a ajouté d'autres erreurs, et l'on a établi sur la nature de cette affection les hypothèses les plus invraisemblables. Aussi, quels qu'aient été les progrès de la médecine depuis un demi-siècle, cette maladie n'a pas encore trouvé une place bien déterminée dans un cadre nosologique.

En effet, les uns l'ont rangée dans la classe des névroses parmi les vésanies et les affections spasmodiques.

Les autres l'ont considérée comme une fièvre maligne avec angine, ou n'y ont trouvé qu'une fièvre nerveuse, qui affectait le principe vital, et agissait particulièrement sur la salive.

Les auteurs les plus modernes ont fait faire peu de progrès à la théorie de la rage. Le plus souvent ils n'ont changé que les noms sans changer les idées, et n'ont fait qu'ajouter à l'incertitude des hypothèses. Les médecins de la doctrine physiologique ne sont pas plus heureux dans l'étude de cette affection que ne l'a été Boerhaave, qui la croyait inflammatoire. Ils la considèrent comme une phlegmasie de la membrane muqueuse de l'estomac, ce qui n'est pas étonnant, puisque ces médecins trouvent dans l'inflammation de la muqueuse du tube alimentaire et intestinal, non seulement la peste, la fièvre jaune, l'hypochondrie, la goutte, mais aussi la rage.

En signalant de tels principes, nous n'avons pour but que de faire voir combien est insuffisante cette physiologie qui fait quelquefois dépendre de l'existence d'une gastrite ou d'une gastro-entérite ce qui n'est que l'effet de l'action spécifique d'un virus.

Qui pourrait contester que l'estomac, réduit dans un état de vacuité par une abstinence forcée, privé de boissons dont son existence organique a le plus vif besoin, soumis à des contractions des parois qui agissent l'une contre l'autre, et à l'influence sympathique que les autres organes, et surtout le diaphragme, exercent sur lui; qui pourrait contester, dis-je, que l'inflammation de la membrane muqueuse ne soit un des symptômes généraux de la maladie principale, et non une action idiopathique exercée par le virus ?

Nous demandons aux partisans de la nouvelle doctrine si l'estomac des individus morts de faim ou de soif offre les traces d'une gastrite, et s'il n'y a pas, dans ces deux cas, parité dans la cause et dans le résultat.

Nous nous résumons, et nous croyons que les médecins qui ont pensé que la rage offrait le caractère d'une fièvre ataxique, avec phlogose des voies respiratoires, ou d'une fièvre continue, n'ont pas eu plus de motifs de conviction que celui qui n'a trouvé dans l'incubation lyssique qu'un travail semblable à celui qui se fait sous l'influence d'un corps étranger, ou qu'un effet traumatique résultant d'une plaie avec déchirure. La rage, chez l'homme, n'est pas spontanée, elle est précédée de l'introduction d'un virus interposé dans la bave, qui va agir sur l'économie d'une manière si funeste.

Le temps de l'incubation est plus ou moins long; quelques médecins pensent que c'est selon le siége de l'inoculation : les blessures au-dessus du diaphragme semblent rendre l'invasion plus prompte que celles situées en dessous.

Cette maladie, ordinairement convulsive dans les derniers temps, est bientôt terminée par une mort précédée, assez souvent, de toutes les convulsions horribles, marquées par des accès tétaniques, épileptiformes, etc., etc.

Nous avons été à même d'observer, ainsi qu'on le verra, la plupart des symptômes qui se sont développés par suite de l'influence du virus rabique.

Après un examen approfondi des écrits qui ont traité de la rage, et une observation soigneuse des symptômes précurseurs de l'hydrophobie essentielle, ainsi que de ceux qui la confirment, nous avons été convaincus que la marche de cette maladie était soumise à des variations, soit dans la manifestation des accès, soit dans leur durée, soit enfin dans leur retour. Chez les uns, la rage a une invasion prompte ; chez d'autres, des mois et même des années se sont écoulés entre l'inoculation lyssique et le développement de la maladie. Semblable aux autres virus, et plus particulièrement à la syphilis, il reste incubé sans imprimer à notre organisation rien qui puisse troubler la santé : des exemples nombreux confirment ce fait. L'ensemble des phénomènes qu'on remarque dans le cours de cette affection laisse entrevoir aux médecins observateurs certains rapports entre les accès des fièvres intermittentes pernicieuses ataxiques et les accès de l'hydrophobie primitive, si ce n'est que dans ceux-ci il y a lucidité, laquelle est empreinte d'une tristesse profonde; ordinairement les convulsions sont accompagnées de désespoir, de terreur panique, et assez souvent de fureur. Mais celle-ci nous a paru souvent être le résultat des moyens de répression ou de la complication d'une maladie délirante : bien plus à plaindre que ceux frappés d'une frénésie où le délire trouble la raison, ils sentent leur malheureuse position. Nous avons été témoin à l'Hôtel-Dieu de Paris, en 1813, de l'état déplorable d'un jeune homme hydrophobe par suite de la morsure d'un chien enragé : cet homme, auquel je faisais les questions nécessaires pour m'éclairer sur son état, était relégué dans une chambre, pour essayer l'influence que l'isolement et le calme extérieur pourraient produire sur lui. Son lit était entièrement recouvert, afin de le mettre à l'abri de l'air et de la lumière. Un ouragan eut lieu, la croisée s'entr'ouvrit, les rideaux du lit se séparèrent, de manière qu'il reçut l'effet de la lumière et d'un air légèrement brumeux : à l'instant même il saute en bas du lit, il éprouve une forte constriction à la gorge, et est livré à des mouvements presque convulsifs. Épouvanté de son état, je me retirai dans une chambre contiguë; j'en fermai la porte, dont les assemblages imparfaits permettaient d'observer le malade; je pus voir ainsi les diverses formes d'une affection que je croyais essentiellement nerveuse, et par conséquent susceptible d'une multitude d'aberrations. Sa physionomie peignait le désespoir ; ses traits étaient fortement grippés ; et sa figure horriblement agitée faisait présager de nouveaux accès ; ses yeux étincelants et un crachotement convulsif annoncèrent l'invasion de la fureur. Il marchait d'un pas grave et précipité ; enfin, tout en lui décelait l'horreur qu'un malheureux doit éprouver quand toutes les douleurs physiques et morales l'accablent, et que la mort lui paraît inévitable. Il sembla faire quelque attention aux paroles consolantes que je m'étais efforcé de lui adresser.

L'épouvante assez naturelle que cet événement détermina, la célérité que je mis à éviter de lutter corps à corps avec ce furieux, produisirent un tel effet sur moi, que, malgré son état, il s'aperçut de mon agitation, m'en fit des excuses, m'engagea à écouter ses plaintes, et me pria instamment de le laisser entrer dans le réduit où j'étais en quelque façon retranché (1).

Le calme reparut; on entra chez lui, et je sortis de ma retraite, satisfait de n'avoir point éprouvé de violences. Une saignée fut pratiquée, et trente heures après il retomba dans l'agitation, se sauva sur les toits, et produisit les désordres que les journaux d'alors rapportèrent. Un des médecins sédentaires de l'Hôtel-Dieu reçut dans cette occasion une blessure, qu'on cautérisa.

Ceux qui ont été témoins des accès qu'éprouvent des individus aussi gravement affectés ont remarqué, comme je l'ai dit plus haut, dans la marche de cette maladie, des intermittences dans les symptômes convulsifs.

(1) Cette chambre, qui n'avait pas d'autre porte que celle par laquelle j'étais entré, était destinée à recevoir les literies des défunts.

Elles offrent quelquefois une telle rémission, qu'on espère plus que l'expérience ne promet. Il y a assez rarement de la fièvre ; la lucidité est ordinairement constante, si ce n'est qu'il arrive souvent que le spasme des organes thoraciques imprime au cerveau un genre d'altération qui détermine parfois le délire. La vive inquiétude à laquelle ces infortunés sont en proie suffirait bien pour motiver cette altération dans le moral et dans le physique. Une sombre mélancolie, qui bientôt conduit au désespoir, semble préluder à l'hydrophobie lyssique. Ces malheureux recherchent avec avidité des consolations, mais l'horreur qu'inspire une telle affection fait fuir ceux même qui leur sont liés par la plus tendre amitié et par les liens du sang.

Il nous semble que l'observation indique le genre auquel cette maladie appartient. La rage nous paraît être une affection spéciale qui a son siége sur le système nerveux ganglionnaire : elle est, comme toutes les autres maladies, sujette à se compliquer; un état de névrose peut favoriser les développements des sympathies, et entraîner hors de l'état normal les fonctions de divers organes. Aussi l'hystérie, l'hypochondrie, la fièvre cérébrale, etc., peuvent coïncider avec l'affection essentielle. C'est dans ce cas que le praticien parvient à isoler le cas pathologique principal, et ne s'en laisse point imposer par les épiphénomènes qui se multiplient à l'infini.

Les pustules dites *lyssès* qu'on remarque sous la langue, ainsi que nous l'avons observé, accusent la spécialité, comme l'éruption de la vaccine indique l'introduction du virus vaccin sous l'épiderme, ainsi que l'éruption des pustules syphilitiques indique l'existence de la syphilis constitutionnelle ou locale;

la seule différence probable, c'est que l'éruption lyssique se développe sur un organe particulier, tandis que les autres infections n'ont point de siége exclusif.

L'analogie qui nous semble exister entre l'hydrophobie essentielle ou rabiale et la fièvre intermittente ataxique ne nous paraît cependant pas suffisante pour autoriser le rapprochement de ces deux maladies dans un cadre nosologique.

Après avoir exposé notre manière d'envisager cette déplorable maladie, nous devons essayer d'expliquer les symptômes et les phénomènes que cet état pathologique présente pendant sa marche. Une cause imprime sur le système nerveux une action délétère spéciale; des nuances d'altération se manifestent dans l'état physique comme dans l'état moral; les symptômes font des progrès; les spasmes précèdent les convulsions : celles-ci deviennent violentes ; la déglutition et la respiration en sont essentiellement affectées, d'où il doit résulter une excitation secondaire des glandes salivaires et des membranes muqueuses des voies aériennes, buccale et œsophagienne : l'observation confirme de semblables résultats. Ainsi un asthme convulsif, une coqueluche, un embarras produit par l'introduction d'un corps étranger dans les voies trachéennes ou bronchiques, etc., expliquent, dans tous ces cas, la concomitance d'une affection catarrhale et d'une sécrétion muqueuse et salivaire extrêmement augmentée. La constriction gutturale, la strangulation hystérique ou hypochondriaque, provoquent habituellement un crachotement importun et considérable.

D'après le court exposé de notre opinion sur l'étiologie des principaux symptômes de la rage, appuyée sur des principes théoriques et pratiques, nous concluons que, bien qu'on trouve le trajet aérien et ses ramifications dans un état plus ou moins phlegmasique, et engoués, comme la bouche, d'une matière mucosobaveuse, nous n'attribuons pas à l'action lyssique l'existence de cette sécrétion rendue écumeuse, mais bien, comme nous l'avons déjà dit, à la présence de l'air.

Cet état de la respiration et de la déglutition motive l'horreur que les malades éprouvent soit pour ingérer, soit pour respirer ; ils reçoivent aussi avec la plus grande peine l'impression de la lumière; ses effets déterminent de l'agitation, suite nécessaire d'une excitabilité cérébrale. Mais quelle que soit la valeur de ces symptômes pathognomoniques, on ne doit pas conclure qu'il n'existe pas de rage sans caractère hydrophobique, ou d'hydrophobie sans rage. Cette dernière se rencontre très souvent.

On a souvent confondu la rage avec l'hydrophobie symptomatique ; et dernièrement encore, à l'Hôtel-Dieu de Paris, un de nos savants physiologistes, entraîné par son goût à faire des recherches sur cette affreuse maladie, expérimenta un moyen thérapeutique ingénieux. L'injection de l'eau distillée dans les veines donna l'espoir d'un moyen curatif ; mais l'illusion détruite, on ne vit plus qu'une erreur : le sujet n'était point atteint de rage, et la mort étant survenue fit douter de l'efficacité de ce nouveau moyen.

Du traitement en général.

Il en est des indications thérapeutiques dans la rage comme dans plusieurs autres maladies, le praticien ne doit point suivre une marche fixe qui semble n'être autorisée que par la routine ou l'empirisme. Cette maladie, ainsi que toutes celles qui procèdent d'une cause virulente, a eu ses prétendus spécifiques. Mais aucun n'a, jusqu'à ce jour, pu triompher de cette déplorable affection, et l'incertitude qui existe sur sa nature et sur son traitement explique la célébrité de certaines panacées que la cupidité a souvent préconisées. L'hydrophobie rabiale succède donc à une inoculation du virus lyssique produite accidentellement par la morsure d'un animal enragé ; l'incubation doit en être le résultat, et la présence de ce virus tarde rarement à déterminer la maladie la plus redoutable lorsqu'elle est confirmée. On a indiqué divers moyens soit pour neutraliser le virus, soit pour le détruire, soit enfin pour combattre son action en agissant sur toute l'économie d'une manière perturbatrice.

De la morsure, et des moyens d'empêcher l'infection rabique.

La plaie produite par la morsure est large ou profonde, plus ou moins déchirée; elle a son siége sur des plans charnus ou sur des parties moins musculaires; elle est plus ou moins voisine des organes essentiels qu'il serait dangereux de léser, tels sont les gros troncs nerveux et artériels. Les indications thérapeutiques varient suivant la nature de la lésion : ainsi, il est urgent de pratiquer à diverses reprises des lotions de vinaigre sur les parties affectées; l'ablation est nécessaire quand la solution de continuité offre des lambeaux, et que la cautérisation aurait trop de parties à atteindre; l'amputation, si elle est possible, est urgente à pratiquer, lorsque la plaie est très large et très profonde, et que les parties molles sont en quelque façon mâchées et défigurées. La cautérisation actuelle bien pratiquée suffira toutes les fois que la plaie sera peu profonde, mais il faut avoir soin de diriger le fer incandescent sur les trajets de la blessure ; quand il est en même temps possible de faire l'application des ventouses sèches sur cette partie, on ne fait qu'ajouter à la certitude du succès (1). Dans certains cas on peut, au moyen de l'instrument tranchant, enlever la surface de la morsure et l'imprégner de caustiques. La nature de ceux-ci n'est point indifférente ; la pierre infernale, moins facile à se décomposer, présente dans plu-

(1) Nous croyons que des ventouses sèches, dont l'application réitérée pourrait déterminer une tumeur inflammatoire, et amener ainsi en dehors un phlegmon, deviendraient un moyen de prévenir l'intromission du virus lyssique dans l'économie.

sieurs circonstances des effets plus assurés ; la potasse caustique est préférable lorsqu'on veut détruire en quelques heures une partie affectée, et agir en même temps sur la nature des liquides. Le changement chimique ne peut que détruire le virus inoculé, ou l'altérer. L'hydrochlorate d'antimoine est bien un des caustiques les plus actifs, mais il ne convient pas lorsque la plaie est saignante, la moindre humidité le décompose et rend ses effets presque nuls.

Des symptômes précurseurs de la rage, et des moyens de les combattre.

La négligence ou le retard, et le peu de soin qu'on aura mis à cautériser la blessure faite par un animal enragé, sont souvent la cause de l'invasion de l'hydrophobie lyssique. Cette maladie a ses nuances de gravité ; une certaine agitation physique et morale fait pressentir une catastrophe prochaine, quand toutefois on est instruit des antécédents. Dans le cas contraire on ne reconnaît pas toujours les symptômes précurseurs, et le praticien, quelque habile qu'il soit, est pris au dépourvu.

Dès que le malade, précédemment mordu, éprouve de l'agitation, devient inquiet, se plaint de malaise, le médecin doit trouver dans ces symptômes la manifestation prochaine d'autres accidents qui feront craindre l'invasion de la rage; il doit, dans cette circonstance, recourir aux indications de nature à agir sur le physique autant que sur le moral : sur celui-ci, par une conversation dont les sujets soient étrangers à tout ce qui pourrait rappeler au malade sa position, et dans laquelle on répande des saillies dont la nature soit selon le goût et l'esprit de celui que l'on veut distraire. Cette espèce de diversion morale tranquillisera la personne et la persuadera qu'on ne conçoit aucune inquiétude sur son état. On la mettra à l'usage des bains prolongés, à la température de vingt-cinq degrés ; ses boissons contiendront une fraction de tartre stibié, de manière à procurer des évacuations légères.

Le malaise qui sera l'effet de cette médication sera un motif pour lui administrer autre chose, sans lui faire pressentir qu'on agit contre une affection dont il redoute les effets. Les boissons telles que l'oxycrat, l'orangeade, concourront avec les infusions de feuilles d'oranger et des fleurs de genêt à combattre les premiers symptômes. Le moindre signe d'excitation à la tête, la chaleur frontale assez forte, et les signes de la pléthore dans les vaisseaux de l'encéphale, doivent faire recourir aussitôt à l'application des topiques sinapisés aux pieds, et de la glace sur la tête au moyen d'une vessie, à une saignée par les sangsues derrière les oreilles. Dans cette occasion comme dans la précédente, il faut tâcher, s'il est encore possible, de motiver la médication sur une affection étrangère à la maladie principale.

Si à la suite de ce traitement, en quelque sorte préliminaire, on observe les pustules sous la langue par suite des recherches qu'on doit faire plusieurs fois chaque jour; si le malade est tourmenté par un crachotement fréquent, résultat présumable de l'excitation du travail éruptif; si enfin à ces symptômes il s'ajoute une constriction à la gorge, un mouvement convulsif, quoique à peine sensible, des lèvres et des mâchoires, et que le sommeil soit agité, il faudra redoubler de soins. A mesure que les pustules paraîtront, on devra les cautériser avec la pierre à cautère de préférence ; nous en avons dit plus haut la raison. Pendant l'emploi de tous ces moyens, il est urgent d'engager le malade à se livrer à des occupations en plein air, susceptibles de provoquer la transpiration et de tenir les fonctions des organes locomoteurs dans un état d'équilibre, comme la marche et autres exercices gymnastiques: pour seconder cette transpiration, mettre le malade à l'usage des diaphorétiques puissants, les bains de vapeurs aqueuses, les frictions sèches sur la surface du corps. La tisane de sassafras, de gaïac, de salsepareille, avec addition de l'acétate d'ammoniaque, ou d'ammoniaque liquide dans la proportion convenable; l'usage de l'oxyde d'antimoine blanc, jaune et rouge, comme l'antimoine dit diaphorétique, le soufre doré d'antimoine, le kermès, l'emploi des préparations de colchique et de scille, doivent servir séparément à occuper tous les émonctoires, et à agir généralement d'une manière éliminatrice. Les préparations mercurielles, les opiacés et l'extrait de belladone, ainsi que les préparations de sulfate de quinine, devraient trouver place dans ce traitement important, les premiers pour agir d'une manière spéciale sur le système lymphatique, les seconds sur le système nerveux, soit en produisant des résultats sédatifs, soit en créant des hallucinations qui changeront la vie de relation du malade, chose assez essentielle en pareil cas, ne fût-ce que pour vaincre cette fixité d'idées qui tourmentent ordinairement ces malheureux; et enfin les derniers, en imprimant sur l'économie une action tonique propre à résister aux mouvements convulsifs. Dans le traitement de cette maladie, on doit tenir compte, comme dans d'autres cas morbides, de la constitution individuelle, des épiphénomènes et des complications qui peuvent se présenter. Ainsi il arrive assez souvent que la saignée par la lancette ou par les sangsues est très nécessaire, malgré notre réserve pour la soustraction du sang dans cette maladie; comme dans la plupart des névroses; au reste, comme cette maladie est susceptible de se compliquer, le médecin est obligé alors de n'être point à la merci d'une routine toujours si dangereuse dans la pratique médicale.

De la rage confirmée, et des moyens de la combattre.

Si, malgré tous les efforts et tous les avantages d'un traitement rationnel, on n'avait pu empêcher l'explosion des accès qui constituent la rage proprement dite, il ne faudrait pas encore abandonner l'infortuné à une mort certaine. Les lavements contenant un gros de camphre et un gros d'assa-fœtida, l'usage à l'intérieur du musc et de l'extrait de belladone à forte dose, l'application des ventouses légèrement brûlées sur la colonne vertébrale, les impressions électriques sur diverses parties du corps ; l'usage abondant du miel s'il était possible de l'avaler en suçant, manière qui exige peu de mouvements de déglutition; l'usage réitéré des lavements d'eau simple alternés avec les lavements médicamenteux, afin d'introduire dans l'économie une quantité de liquide que la nature de la maladie et des symptômes rend si nécessaire : tels sont les remèdes à employer. La saignée du pied, du bras ou de la jugulaire ne sera pas oubliée si le sujet est fort et s'il est pléthorique.

Nous pensons bien qu'on ne jugera l'accumulation de tous ces moyens thérapeutiques que comme une réserve dont le médecin ne doit se servir qu'au besoin et d'après la diversité des symptômes que cette maladie peut offrir, et les différences toujours si marquées dans les idiosyncrasies. Nous engageons aussi le praticien à se mettre en garde contre cette foule de remèdes spécifiques qui, souvent, font négliger l'usage des moyens rationnels.

Observation clinique.

Madame N**, demeurant à Paris, rue Coquillière, âgée de quarante-six ans, encore bien réglée, d'un tempérament bilioso-lymphatique, d'une mobilité nerveuse excessive, sombre et mélancolique, fut mordue, le 15 juin 1823, à la lèvre supérieure, à environ cinq lignes de la commissure gauche, par son chien, atteint de la rage (1).

(1) Il a été constaté que plusieurs chiens mordus par cet animal, et gardés à vue, sont morts hydrophobes, et que lui-même, placé au combat des animaux, mourut d'un accès de rage.

Madame N**, n'attribuant la morsure qu'à la méchanceté de son chien, naturellement hargneux, ne mit en usage aucun moyen prophylactique; néanmoins, tourmentée par un pressentiment sinistre, madame N** se transporta à l'établissement des combats d'animaux, où l'on avait envoyé le chien. La réponse indiscrète de la femme de cet établissement, et la mort du chien, livrèrent cette dame aux craintes les plus vives, et malheureusement trop bien fondées. Elle fut aussitôt chez notre confrère le docteur Breschet, qui cautérisa la plaie avec du beurre d'antimoine (hydrochlorate). Cette plaie était peu profonde; mais son siége présentait une chance défavorable, l'absorption étant plus facile dans cette partie qu'ailleurs, et ses résultats plus prochains. Du troisième au quatrième jour de l'inoculation présumable du virus rabifique, étant consulté, j'observai les phénomènes suivants : terreur continuelle sur les suites de la morsure, vives inquiétudes, morosité, fixité dans les idées, tressaillements involontaires et autres accidents nerveux, qui ne me parurent être alors que l'effet d'une imagination en proie aux alarmes. Bientôt la position de la malade empira, la peau devint aride et parfois brûlante, le pouls accéléré et serré, un sentiment de constriction se fit ressentir à la gorge, ainsi qu'une tension très prononcée de l'épigastre et des hypochondres. Peu après la malade fut tourmentée d'un crachotement continuel, qui ne pouvait être la suite d'aucun traitement médicamenteux. Le sommeil s'éloigna, l'appétit disparut, et comme une partie des symptômes laissaient présager des symptômes plus graves, je décidai madame N** à s'isoler de sa famille : elle y consentit, et je l'envoyai chez M. Joanin, maire de Vanvres, médecin de cette commune, sous prétexte de lui faire respirer l'air pur ; j'invitai MM. Voisin et Falret, qui ont fondé dans ce village un établissement pour les aliénés (1), à faire quelques visites à ma malade, afin de diminuer ses inquiétudes, et pour mieux observer les symptômes morbides qui se présenteraient. Le sixième jour de l'accident, et le premier de son installation à Vanvres, je trouvai madame N** abattue, avec le regard oblique, et contraction de la pupille; la fièvre persistait avec les mêmes caractères, l'agitation paraissait profonde, presque convulsive; les crachotements continuaient, la soif était modérée. Jusqu'au neuvième jour, je ne fis administrer à la malade que des bains tièdes, des pédiluves rubéfiants et des réfri-

(1) Tout est remarquable dans cet établissement, l'étendue de l'enclos, la beauté du local, sa position, ainsi que les soins que l'on donne aux aliénés.

gérants sur la tête; la diète fut ordonnée, et je prescrivis pour toute boisson l'infusion de feuilles d'oranger et de tilleul, sucrée avec le sirop de fleurs d'oranger. Du sixième au neuvième jour de l'incubation supposée, je fis les recherches les plus attentives pour observer sous la langue (1) les pustules dont le médecin russe donna la description, et que M. Magistel distingua en cristallines et en opaques. Mes recherches ne furent pas vaines; aux septième, huitième et neuvième jours, MM. Falret et Voisin remarquèrent comme moi des pustules phlicténoïdes inégales, de la grosseur d'un fort grain d'orge perlé; elles disparurent du neuvième au dixième jour, soit par exhalation, soit par

(1) On distingua bien ces pustules, qui n'avaient pas leur siége sur le filet de la langue, sur lequel on trouve assez souvent des granulations diaphanes.

rupture : cela ne put être observé, et la cautérisation n'eut pas lieu.

Comme tous les symptômes semblaient s'aggraver, je rendis le traitement plus actif, et l'indication de chaque jour consista en deux bains tièdes de deux heures chacun, en compresses glacées sur le front pendant plusieurs heures, en pédiluves ou topiques sinapisés aux pieds, de manière à irriter fortement ses extrémités, en deux pintes de la tisane déjà mise en usage, avec addition de quatre-vingts gouttes d'ammoniaque liquide. Quinze grains de proto-chlorure de mercure (calomel), et un grain et demi d'extrait de belladone (atropa belladona), sous forme pilulaire, furent pris chaque soir.

Tel fut le traitement suivi les dixième, onzième, douzième et treizième jours, en augmentant graduellement la dose de l'extrait de belladone d'un demi-grain chaque jour.

Du treizième au dix-septième jour, les symptômes furent à peu près les mêmes : les crachotements, qui avaient presque cessé depuis trois jours, reparurent avec plus de force; il est vrai qu'ils n'avaient plus le même caractère; une salive visqueuse et filante annonçait une expuition déterminée par les pilules mercurielles et narcotiques dont la malade faisait usage depuis quelques jours. Il survint des ulcérations à la langue et aux lèvres, résultat de l'emploi du mercure; cette lésion muqueuse disparut bientôt, et peu après madame N**, qui ne désirait plus des aliments, recouvra l'appétit, et prit une nourriture convenable à son état. Je dois faire observer que, malgré l'amélioration remarquable dans l'état de santé de cette dame, dans l'intervalle du neuvième au dix-huitième jour, elle éprouvait une inquiétude vive, motivée sur le dire vulgaire, qui indique cette époque pour la manifestation de la rage. Dès que la salivation se manifesta, je fis suspendre l'usage des pilules narcotiques et mercurielles. Comme il existait un état spasmodique parfois partiel et quelquefois général, il me parut nécessaire de changer l'influence qu'exerçaient sur elle les objets qui ne faisaient qu'exciter son imagination déjà trop affectée. Créer des illusions ou combattre une idée fixe par des hallucinations, me parut une indication thérapeutique nécessaire et convenable; et, pour déterminer cette médication, que je voulais aussi rendre antispasmodique, j'administrai l'extrait de belladone uni à l'oxyde de zinc blanc, et je dosai le premier de manière à exercer sur l'action percevante une modification manifeste. L'usage des bains tièdes, qu'on avait continué longtemps, fut suspendu, ainsi que les applications froides sur la tête; et, du dix-huitième au trentième jour après la morsure, on s'aperçut d'un changement heureux dans la situation de madame N**. On aurait pu la juger guérie, si on n'avait pas observé par moments un mouvement de vibration qui embrassait tout le corps, et qui partait des extrémités inférieures. Il est essentiel de faire remarquer que cette dame ne s'est jamais aperçue qu'on exerçât près d'elle une surveillance active, capable de lui faire soupçonner mes intentions et mes craintes.

Une circonstance assez remarquable pour être consignée ici, afin de compléter l'historique et l'intérêt de cette observation, survint du trentième au quarantième jour après la morsure : ainsi que je l'ai dit plus haut, les chiens qui avaient été mordus le même jour que cette dame moururent enragés dans l'établissement de la barrière du Combat, où je les avais fait placer pour observer ce qui se passerait. A la même époque, quoique la malade ignorât tout ce que je viens de relater, elle devint triste, sombre et inquiète ; ce changement subit m'effraya, et M. Falret, qui la visitait, partagea mes craintes, et conçut comme moi les plus vives inquiétudes sur le résultat de ce fâcheux accident. Tous les symptômes s'aggravèrent : ses regards étaient fixes, sa face grippée, l'appétit disparut, il y avait de la soif sans désirer la satisfaire, les urines étaient rares, la constipation extrême, une insomnie fatigante la tourmentait, ainsi que l'envie continuelle de courir, et elle se plaignait d'éprouver des impressions de terreur et des sensations indéfinissables; sa face était par moments vultueuse et quelquefois pâle, elle ressentait un tressaillement dans les muscles, la gorge était serrée, et cet état gênait un peu la déglutition.

Tous ces symptômes me parurent d'un caractère assez grave pour me déterminer à indiquer de puissants moyens thérapeutiques; je leur opposai donc l'usage des pilules composées de deutochlorure de mercure (sublimé corrosif), d'extrait de belladone, de sulfate de quinine et d'opium; chaque jour la malade prenait, en trois fois, sous cette forme pilulaire, un grain et demi du premier, trois grains du deuxième, huit grains du troisième, et un grain du dernier; ces doses furent graduellement augmentées, de manière qu'elles furent doublées dans les derniers jours du traitement.

Deux lavements, composés chacun d'un gros d'assa-fœtida, d'un demi-gros de camphre, délayés dans la quantité nécessaire d'infusion de valériane, au moyen d'un jaune d'œuf, étaient administrés soir et matin; les doses furent également augmentées et doublées. Deux pintes d'infusion de feuilles d'oranger, sucrée avec le sirop fortement chargé de gaïac, et additionnée d'une once d'acétate d'ammoniaque, concouraient à former le traitement de chaque jour, dont le but était d'augmenter les propriétés sécrétoires et excrétoires, d'exciter fortement le système lymphatique, de faire disparaître l'excitation du cerveau par une action sédative, afin de modifier ainsi les facultés de relation, et enfin d'agir sur le système nerveux. L'emploi des lavements agissait comme dérivatif, indépendamment de leur action antispasmodique. L'application directe sur la membrane muqueuse intestinale de substances dont les effets topiques sont excitants, y détermine des évacuations qui sont, dans beaucoup d'occasions, dérivatives; la boisson très diaphorétique produisit des transpirations fortes et continuelles.

Par l'exposé de cette indication générale, l'on verra que j'ai cherché à occuper tous les émonctoires, et à maîtriser les aberrations nerveuses.

En effet, il y eut des sueurs copieuses, des évacuations abondantes d'urine et de matières alvines, et le calme survint.

Ce traitement, dans lequel les moyens thérapeutiques sont variés, aidé de quelques indications hygiéniques, produisit chez la malade la disparition générale des symptômes qui m'avaient alarmé ainsi que ceux qui entouraient madame N**. Elle ne tarda pas à rentrer dans sa famille, où elle se livre depuis un an à ses occupations ordinaires, sans que rien puisse faire présager le développement de la terrible maladie que tant de circonstances pouvaient faire redouter.

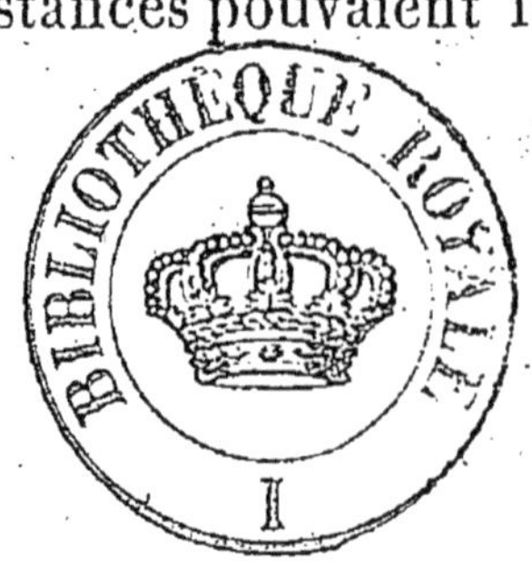

www.ingramcontent.com/pod-product-compliance
Ingram Content Group UK Ltd.
Pitfield, Milton Keynes, MK11 3LW, UK
UKHW020215200726
13856UKWH00004B/1399